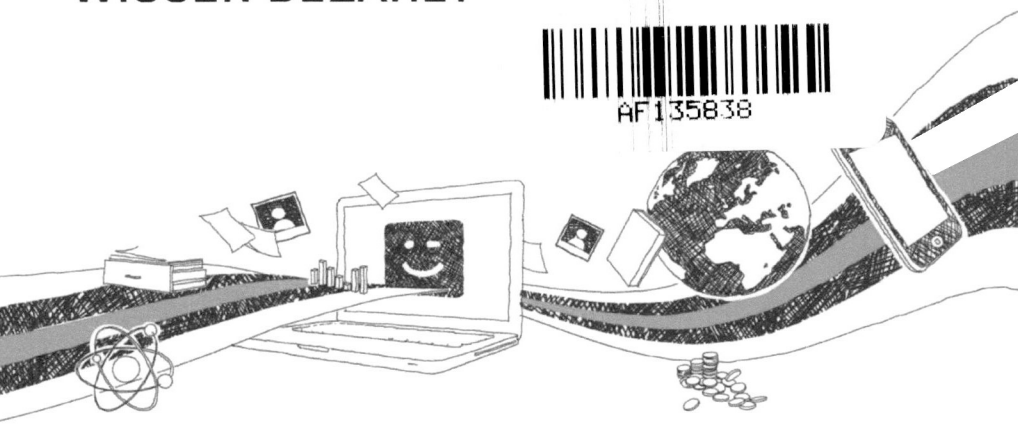
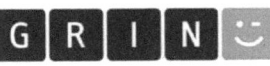

Bibliografische Information der Deutschen Nationalbibliothek:

Die Deutsche Bibliothek verzeichnet diese Publikation in der Deutschen National-
bibliografie; detaillierte bibliografische Daten sind im Internet über http://dnb.d-
nb.de/ abrufbar.

Impressum:

Copyright © 2019 GRIN Verlag
Druck und Bindung: Books on Demand GmbH, Norderstedt Germany
ISBN: 9783346119001

Dieses Buch bei GRIN:

https://www.grin.com/document/513879

Manuel Söffker

Anlage eines intraossären Zugangs. Rahmenbedingungen und Anleitungssituation

GRIN Verlag

GRIN - Your knowledge has value

Der GRIN Verlag publiziert seit 1998 wissenschaftliche Arbeiten von Studenten, Hochschullehrern und anderen Akademikern als eBook und gedrucktes Buch. Die Verlagswebsite www.grin.com ist die ideale Plattform zur Veröffentlichung von Hausarbeiten, Abschlussarbeiten, wissenschaftlichen Aufsätzen, Dissertationen und Fachbüchern.

Besuchen Sie uns im Internet:

http://www.grin.com/

http://www.facebook.com/grincom

http://www.twitter.com/grin_com

Anlage eines intraossären Zugangs
Rahmenbedingungen und Anleitungssituation

Facharbeit

Helios Bildungszentrum Südniedersachsen

Pädagogische Zusatzqualifikation Praxisanleiter/in

Kurs I

Ausgelegt von:

Manuel Söffker

Juli 2019

Inhaltsverzeichnis

1. Einleitung

Diese Facharbeit wurde im Rahmen der Weiterbildung zum Praxisanleiter als schriftliche Modulabschlussprüfung geschrieben und hat das Ziel einen verständlichen, strukturierten Ablauf einer geplanten Anleitung im Alltag eines Praxisanleiters aufzuführen. Autor ist ein 25-jähriger Praxisanleiter, welcher neben einem guten Fachwissen über ein starkes Interesse an der Unterweisung neuer Mitarbeiter und Schüler verfügt. Auf der Rettungswache ist er zurzeit für insgesamt drei Schüler zuständig. Für den Autor spielt die Praxisanleitung im Rettungsdienst eine sehr große Rolle. Ihm ist eine qualitativ hochwertige Ausbildung angehender Notfallsanitäter sehr wichtig. Mit dem Inkrafttreten des Notfallsanitätergesetz (NotSanG) am 01.01.2014 und der entsprechenden Ausbildungs- und Prüfungsordnung (NotSan-APrV) wird eine outputorientierte Ausbildung im Lernfeld gefordert, welche auf eine berufliche Handlungskompetenz mit den Bestandteilen Fach-, Sozial-, Personal- und Methodenkompetenz abzielt. Die Einrichtungen der praktischen Ausbildung stellen die Praxisanleitung der Schülerinnen und Schüler (vgl. §3 Abs. 1, NotSanG) sicher. Die dafür notwendigen Praxisanleiter sind zuständig, den Schüler in seiner dreijährigen Ausbildung zum Notfallsanitäter zu begleiten und anzuleiten. Stets sollte hierbei das Ziel sein, den Schüler bei der Entwicklung verschiedenster Kompetenzen und Schlüsselqualifikationen zu unterstützen. Auf der Rettungswache erhält der Schüler hierfür eine Vielzahl möglicher Lernfelder, welche Bestandteil seiner Ausbildung sind und entsprechend des Lehrjahres parallel in der Schule als auch auf der Rettungswache gelehrt werden. Im Rahmen der Ausbildung sind durch die NotSan-APrV mindestens 196 Stunden situative oder geplante Anleitungen gefordert.

In dieser Facharbeit wird beschrieben, wie eine solche Anleitungssituation geplant und durchgeführt wird. Thema ist die Anlage eines intraossären Zuganges mittels des EZ-IO Bohrers. Verschiedenste Analysen zur Vorbereitung werden separat aufgeführt und verständlich erklärt. Zusätzlich enthält die Facharbeit eine wissenschaftliche Ausarbeitung zum Thema intraossären Zugang mit Themenbereichen wie Voraussetzungen und Kontraindikationen.

Dem Autor ist es wichtig, dass die Anlage eines intraossären Zugangs im Rettungsdienst reibungslos abläuft. Er vertritt die Meinung, dass jeder angehende Notfallsanitäter im 3. Lehrjahr diese Fertigkeit beherrschen sollte. Der Praxisanleiter hat für die Anleitung Ziele formuliert, welche auf die zu erreichenden Handlungskompetenzen ausgelegt sind. Eine für diese Anleitung geeignete Lehrmethode wird definiert und auch begründet. In einem darauffolgenden Ablaufplan wird die Durchführung der Anleitungssituation beschrieben. Zum Abschluss der Facharbeit erfolgt ein Soll-Ist-Vergleich, welcher aufzeigen soll, ob die geplante Anleitung die vorab gesetzten Ziele erreicht hat. Die Anleitung zielt darauf ab, ein handlungsorientiertes und selbstständiges Lernen zu ermöglichen.

2. Wissenschaftlicher Teil / intraossärer Zugang

Der Intraossäre Zugang ist in den letzten Jahren immer weiter in den Fokus des Rettungsdienstes gerückt, dies belegt eine Studie von M. Helm und B. Hossfeld, welche in den Jahren 2005 bis 2009 durchgeführt wurde. [1] Durch die Schaffung des Berufsbildes Notfallsanitäters ist es nun, gemäß NotSanAPrV auch eine Regelkompetenz geworden, welche bei lebensbedrohlichen Zuständen oder schwerwiegenden Erkrankungen der Patienten angewendet werden darf.[2] Dieses macht regelmäßige Trainings in der Durchführung obligatorisch. „Bei der notfallmedizinischen Versorgung kritisch kranker bzw. verletzter Kinder und Erwachsener ist es oft entscheidend, rechtzeitig einen Gefäßzugang für eine Pharmaka- und Infusionstherapie zu legen"[3]

Bei der intraossären Punktion wird eine Stahlkanüle in die Knochenmarkshöhle gebohrt oder gestochen. In der Epiphyse (proximales und distales Ende) des Knochenmarkraums befindet sich ein ausgedehntes System von Blutgefäßen, die vertikal (Havers-Kanäle) und horizontal (Volksmann-Kanäle) verlaufen. Durch die gute Durchblutung besteht die Möglichkeit, Medikamente und Flüssigkeiten schnell im zentralen Kreislauf des Körpers zu verteilen. Hierdurch wird ein nahezu zeitgleicher Wirkungseintritt wie bei der i.v Applikation erreicht (siehe Anhang). Neben den Blutgefäßen enthält der Intraossärraum eine Vielzahl von Nerven und Rezeptoren. Durch sensorische Rezeptoren, die Druckveränderungen registrieren, kann die Applikation von Flüssigkeiten für Patienten außerordentlich unangenehm und schmerzhaft sein. Dies kann bei bewusstseinsklaren Patienten eine Lokalanästhesie erfordern.[4]

Aufgrund eines in der Markhöhle herrschenden physiologischen Druckes von 20-30 mmHg ist zur Gewährleistung einer ausreichend hohen Durchflussrate von intraossär applizierten Infusionslösungen die Nutzung einer Druckinfusion sinnvoll.[5] Der intraossäre Zugang stellt eine gängige Alternative zum intravenösen Zugang dar, weil die Applikation aller gängigen Notfallmedikamente freigegeben ist (siehe Anhang). Bei richtiger Anwendung ist eine hohe Erfolgsrate bei geringem Komplikationsrisiko sichergestellt[6].

2.1 Indikation

Die Indikation für die Anlage eines intraossären Zugangs im Rettungsdienst ergeben sich aus den Empfehlungen der Deutschen Gesellschaft für Anästhesiologie und Intensivmedizin (DGAI). Diese besagt, dass eine Anlage indiziert ist, falls eine akute Vitalgefährdung des

---

[1] (AWMF Online S1-Leitlinie, 2017)
[2] (Bundesminsterium der Justiz und Verbraucherschutz, 2013)
[3] (Bernhard & Grässner, 2016)
[4] (Vidacare® Corporation, 2013)
[5] (AWMF Online S1-Leitlinie, 2017)
[6] (Jürgen Königer, ÄLRD Landshut, 2014)

Patienten gegeben ist, oder wenn das Anlegen eines intravenösen Zugangs misslingt bzw. sich soweit verzögern würde, dass es die zeitgerechte Versorgung des Patienten gefährde. Nach spätestens drei frustranen periphervenösen Punktionsversuchen oder nach 90-120 Sekunden sollte hier die Strategie gewechselt und ein intraossärer Zugang etabliert werden. Auch die Delegation, durch einen am Einsatz beteiligten Notarzt, kann die Anlage eines i.O Zuganges legitimieren. Zu jeder Zeit muss die korrekte Indikation und auch die medizinisch Notwendigkeit einer intraossären Infusion sowohl im Kindes- als auch im Erwachsenenalter im Einzelfall gegeben sein.[7] [8]

2.2 Kontraindikationen

Im Rahmen einer akut Lebensbedrohlichen Situation gibt es für die Anlage eines intraossären Zugangs ausschließlich relative Kontraindikationen. Gewisse Gegebenheiten beim Patienten können den Erfolg der Punktion jedoch deutlich einschränken. Daher sollten diese auch beim akuten Notfall beachtet werden. Es ist sinnvoll, beim Vorliegen einer relativen Kontraindikation auf einen alternativen Punktionsort auszuweichen, sofern eine besser geeignete Punktionstelle vorhanden ist. Beispielsweise bei Vorliegen einer Femurfraktur auf das augenscheinlich gesunde Bein auszuweichen. Die Sensibilisierung des Schülers diesbezüglich ist wichtig. Folgende relative Kontraindikationen sind zu beachten:

- proximal der Punktionsstelle vorhandene Frakturen oder Gefäßverletzungen

- Kompartmentsyndrom an der zu Punktierenden Extremität

- Vorausgegangene Punktionen an derselben Extremität in den letzten 24-48h (auch Versuche!)

- Implantate an der zu punktierenden Stelle

- Angeborene Knochenerkrankungen (z.B. Glasknochen)

- Gefäßverletzung proximal der Punktionsstelle (Gefahr der Paravasatbildung)[9] [10]

2.3 Komplikationen

Die Risiken und Komplikationen einer intraossären Punktion sind insgesamt äußerst gering. Die häufigsten Akutkomplikationen ergeben sich aus einer inkorrekten Punktionstechnik und/oder einer falschen Handhabung des Materials. Die Osteomyelitis ist eine seltene Spätkomplikation, die man durch eine kurze Verweildauer der intraossären Kanüle vermeiden kann. Besonderen Stellenwert hat hier das seitens des Herstellers mitgelieferte

---

[7] (Bernhard & Grässner, 2016)
[8] (AWMF Online S1-Leitline, 2017)
[9] (AWMF Online S1-Leitline, 2017)
[10] (Bernhard & Grässner, 2016)

Patientenband, auf welchem die genaue Punktionszeit festgehalten werden kann. Dieses wird an der punktierten Extremität fixiert und ermöglicht dem weiterbehandelnden medizinischen Personal genaue Rückschlüsse auf die Verweildauer. Wenn auch selten, können folgende weitere Komplikationen auftreten:

- Luft-, Fett-, Knochenmarksembolie

- Kompartmentsyndrom

- Bei Kindern: Fraktur oder Verletzung der Epiphysenfuge

- Dislokation der Nadel[11] [12]

2.4 Punktionsorte

Die Einsatzmöglichkeit für die Anlage eines i.O Zuganges sind weitreichend. Allerdings gibt es herstellerspezifische Unterschiede für die Punktionsorte. Vidacare als Hersteller des EZ-IO gibt die folgenden Punktionsorte frei:

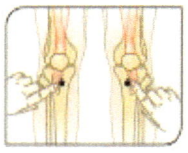 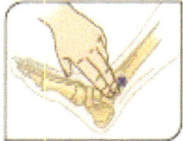 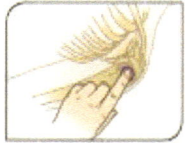 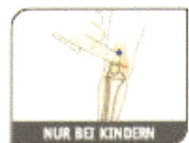

Abb. 1 Punktionsorte
 Proximale Tibia   Distale Tibia   Proximaler Humerus   Distaler Femur

Das Sternum ist seitens des Herstellers nicht freigegeben und durch die, im Reanimationsfall, resultierenden Komplikationen im Rettungsdienst ohnehin nicht geeignet.

Der Hersteller nennt die proximale Tibia in allen Altersschichten als Punktionsort der 1. Wahl.

Für die Auswahl der passenden EZ-IO-Nadel gibt es Richtwerte, die auf ungefähren Gewichts- und Altersbereichen basieren. Die 15G Nadeln sind in drei Längen erhältlich: 15 mm (für 3-39 kg), 25 mm (ab 40 kg) und 45 mm (ab 40 kg für dicke Gewebeschichten). Dennoch sollte die Auswahl der geeigneten IO-Nadel nach klinischem Ermessen aufgrund der Anatomie und des Gewichts des Patienten sowie der Gewebedicke erfolgen. [13]

2.5 Durchführung

Die Durchführung der intraossären Punktion mittels EZ-IO wird hier Anhand der Punktion der proximalen Tibia beschrieben. Dieser Punktionsort ist auch im Rahmen der Anleitung geplant.

---

[11] (Bernhard & Grässner, 2016)
[12] (AWMF Online S1-Leitline, 2017)
[13] (Vidacare® Corporation, 2013)

Folgende Arbeitsschritte müssen neben der Funktionskontrolle des benötigten Materials berücksichtig werden:

Identifizieren der Punktionsstelle → Desinfizieren der Punktionsstelle → Vorbereiten des Punktionssystems → Einstechen der geeigneten Punktionskanüle → Bohren bis Widerstandsverlust → Entfernen von Bohrer und Stahlmandrins → Anschluss Verlängerungsschlauch mit Drei-Wege-Hahn → Freispülen des Knochenmarkraums → Kontrollieren der Lage → Sichern der Intraossärkanüle mit EZ-Stabilizer-Pflaster → Anschluss der Druckinfusion

Die Identifikation der Punktionsstelle erfolgt mittels Zeige- und Mittelfinger, 1-2cm medial der Tuberositas tibiae. Ist die Punktionsstelle identifiziert, erfolgt eine gründliche Desinfektion unter Berücksichtigung der Hygienevorgaben. In der Zwischenzeit erfolgt die Vorbereitung des Bohrers und der geeigneten Punktionskanüle. Eine gewichtsadaptierte Wahl der Punktionskanüle ist obligatorisch. Die entsprechenden Richtwerte finden sich auf der Verpackung der Punktionskanüle. Aufgrund von unterschiedlichsten physiologischen und pathophysiologischen Grundlagen eines jeden Patienten, kann es erforderlich sein, eine nicht gewichtsadaptierte Nadel zu verwenden. Insofern kann es beispielsweise vorkommen, dass bei Vorliegen einer Adipositas-Erkrankungen die Gewebsschicht für eine Punktion, mit der vermeidlich passenden Nadel, zu dick ist. Aus diesem Grund werden auf jedem Rettungsmittel immer drei verschiedene Größen vorgehalten, um eine dynamische Anpassung zu ermöglichen. Ist die Wahl der geeigneten Nadel erfolgt, wird die Punktionskanüle durch die Haut gestoßen, bis ein merkbarer Widerstand spürbar ist. Sollten weniger als 5mm des Stahlmandrins zu sehen sein, muss auf die nächst größere Punktionskanüle ausgewichen werden.

Die obere 5mm Markierung ist durch einen schwarzen Strich auf dem Stahlmandrin erkennbar. Ist die Markierung sichtbar, kann mit der Bohrung senkrecht zur Punktionstelle begonnen werden. Diese erfolgt mit einem konstanten, schwachen Druck, bis ein plötzlichen Widerstandsverlust zu spüren ist oder die Kanüle bis auf Hautniveau eingebohrt ist. Ein erneutes Betätigen des Bohrers sollte unbedingt unterlassen werden, da dies zu Riss- oder Quetschverletzungen der Haut um die Punktionstelle führen kann. Es erfolgt die Entfernung von Bohrer und Stahlmandrin, sowie der Anschluss eines entlüfteten Verlängerungsschlauches mit einem Drei-Wege-Hahn. Um den Knochenmarksraum zu spülen, müssen 5-10ml NaCL unter Druck appliziert werden. Auf diese Weise lässt sich zum einem die korrekte Lage überprüfen, als auch die spätere Durchflussrate von Flüssigkeiten erhöhen. Wenn keinerlei Anzeichen auf eine Fehlpunktion vorliegen (Schwellung, Paravasat), kann die Kanüle mittels eins EZ-Stabilizer-Pflasters gesichert werden. Bei Patienten mit starkem Haarwuchs kann eine Entfernung der Beinhaare um die Punktionstelle erforderlich sein, um einen sicheren Halt des Pflasters zu ermöglichen. Nach Anschluss der Druckinfusion ist die Vorbereitung abgeschlossen und das System einsetzbar.[14] [15] [16]

3. Praktischer Teil / Bedingungsanalyse

Die Bedingungsanalyse ist als Teil der Vorbereitung zu verstehen. Sie zielt darauf ab, die Anleitung an die örtlichen Gegebenheiten, als auch auf Schüler und Praxisanleiter anzupassen. Die Analyse unterteilt sich in mehrere Kategorien, welche wichtig für die geplante Anleitung sind. Es ist bedeutsam, dass darauf geachtet wird, welche Voraussetzungen der Praxisanleiter als auch der Schüler mitbringen. Anhand der ermittelten Erkenntnisse aus Lehr- und Lernvoraussetzungen kann die Anleitung geplant werden. Zusätzlich müssen Vorbereitungen bezüglich der Lernumgebung getroffen werden. Hierbei kann eine Umfeldanalyse helfen, das Lernszenario vorab zu planen und so eine reibungslose Anleitungssituation zu schaffen, welche in dafür geeigneten Räumlichkeiten stattfinden. Ebenfalls ist es wichtig, einen geeigneten Patienten oder alternativ einen Mitarbeiter, welcher die Rolle des Patienten übernimmt, zur Anleitungssituation auszuwählen. Sollte es sich um einen realen Patienten handeln, ist der Allgemeinzustand, Orientierung, Diagnosen, situativer Zustand und vor allem das Einverständnis vorab zu ermitteln. Bei der hier beschriebenen Anleitungssituation handelt es sich um die Anlage eines intraossären Zuganges an einem Knochenmodell, daher findet im Rahmen der geplanten Anleitung kein Patientenkontakt statt.

3.1 Umfeldanalyse

Die Anleitung findet auf einer Rettungswache mit zwei Rettungswagen und zwei Krankenwagen statt. Im Regelbetrieb sind acht bis zwölf Mitarbeiter gleichzeitig im Betrieb. Das Team unterstützt den Praxisanleiter in seiner Aufgabe. Die Mitarbeiter sind im Bedarfsfall dazu geneigt, unterstützend in einer Anleitungssituation mitzuwirken. Der Praxisanleiter versucht stets, die Bedeutsamkeit einer guten Ausbildungssituation, dem Schüler und ebenso den Mitarbeitern bewusst zu machen. Dies geschieht beispielsweise durch das Aufzeigen von Fehlern und Negativbeispielen, um die große Bedeutung der Ausbildung zu veranschaulichen. Die Freistellungen für den Praxisanleiter sind geregelt, sofern es der Urlaubs- und Krankheitstand zulässt. Die Freistellungen ermöglichen dem Praxisanleiter eine vollumfängliche Betreuung der Schüler. In den „PAL-Diensten" ist Zeit für Anleitungen, Benotungen und Gespräche, wodurch besser auf individuelle Wünsche der einzelnen Schüler eingegangen werden kann.

---

[14] (Bernhard & Grässner, 2016)
[15] (AWMF Online S1-Leitline, 2017)
[16] (Vidacare® Corporation, 2013)

Auf der Rettungswache besteht sowohl für den Praxisanleiter als auch für die Schüler die Möglichkeit sich im Bereich des Fachwissens weiterzubilden, indem eine kleine Bibliothek und einen PC inklusive Internetzugang zu Verfügung gestellt sind. Über den PC besteht die Möglichkeit, Onlinefortbildungen über das in der Firma zur Verfügung gestellte Fortbildungsportal „Smedex" zu absolvieren. Dort kann der Schüler aus einer Vielzahl an Themenbereichen individuelle Lerndefizite aufarbeiten oder für ihn neue Themenbereiche erarbeiten.

Für die Anleitung wird als Örtlichkeit der Besprechungsraum gewählt, dieser ist am Tag der Anleitung reserviert. Der Raum ist groß und hell, verfügt über ausreichend Heizkörper und Fenster, um ein optimales Klima für die Anleitung zu etablieren. Als weiterer Vorteil stellt sich seine räumliche Trennung von der Rettungswache dar. Die Anleitung findet somit in einem ruhigen Rahmen statt, wodurch sich der Schüler noch besser auf seine Anleitung konzentrieren kann. Es befinden sich genug Tische und Stühle im Raum, um diese sowohl für die Anleitung zu nutzen als auch für das anschließende Beurteilungsgespräch. Bei Bedarf besteht außerdem die Möglichkeit, über einen Beamer Fotos oder Videos einzublenden. Hierfür hat der Praxisanleiter vorab eine kleine Präsentation auf seinem Laptop erstellt. Außerdem hat er ausreichend Demonstrationsmaterial organisiert, in diesem Fall ein EZ-IO Bohrer, verschiedene Punktionsnadeln, EZ-Stabilizer-Pflaster, Desinfektionsmittel, ein Dreiwegehahn, und ein EZ-Connect -Anschlussschlauch. Des Weiteren steht Fachliteratur des Herstellers und das Buch „Notfalltechniken Schritt für Schritt" von Michael Bernhard bereit. Eine Infografik mit möglichen Punktionsorten für den EZ-IO Bohrer vom Hersteller Vidacare wurde ebenfalls durch den Praxisanleiter organisiert. Somit besteht für die Anleitungssituation die Möglichkeit, flexibel und dynamisch auf potenziell auftretende Fragen oder Probleme einzugehen, ohne hierfür die Anleitung unterbrechen zu müssen.

3.2 Lehrvoraussetzungen

Für die geplante Anleitung hat der Praxisanleiter folgende Punkte vorab geklärt, damit es einen möglichst ungestörten und reibungslosen Ablauf der Anleitung geben kann: Er hat Datum und Uhrzeit festgehalten und den Schüler hierüber informiert. Der Schüler kennt das Thema der Anleitung - Intraossärer Zugang mit EZ-IO. Der Praxisanleiter hat mit der Rettungswachenleitung eine Freistellung sowohl für den Schüler als auch für sich beantragt und den Termin in den Dienstplan einpflegen lassen. Für die Anleitung, Nach- und Reflexionsgespräch wurde der Besprechungsraum auf der Rettungswache reserviert. Der Praxisanleiter hat dem Schüler im Vorgespräch aufgetragen, sich vorab mit der intraossären Punktion zu beschäftigen und bei Unklarheiten Fragen für den Tag der Praxisanleitung zu notieren. Auch der Praxisanleiter hat sich erneut mit der Thematik auseinandergesetzt, um mögliche Fragen besser klären zu können. Der Praxisanleiter ist motiviert die bevorstehende

Praxisanleitung durchzuführen und dem Schüler eine gute Grundlage bieten zu können, mit welcher er in Zukunft eigenständig die i.O Punktion durchführen kann. Das Zusammenspiel zwischen Praxisanleiter und Schüler bei vorherigen Anleitungen verlief meist reibungslos. Der Schüler meldete stets gute Lernerfolge zurück und auch der Praxisanleiter sah die vorab definierten Lernziele als erfüllt an. Der Praxisanleiter ist zuversichtlich, dass auch diese Anleitung ähnlich erfolgreich verläuft. Durch Notizen aus den vorherigen Anleitungen, versucht der Praxisanleiter aufgetretene Komplikationen und Fehler zu berücksichtigen und ein erneutes Vorkommen zu vermeiden. Um diese kontinuierliche Verbesserung der Anleitungen zu gewährleisten, holte sich der Praxisanleiter nach Beendigung der Anleitungssituationen stets eine Rückmeldung des Schülers ein.

3.3 Lernvoraussetzungen

Der Schüler befindet sich im 3. Ausbildungsjahr, ist männlich, 25 Jahre alt und zeigt großes Interesse an der Ausbildung zum Notfallsanitäter. Er verfügt, dank einer dreimonatigen Ausbildung zum Rettungssanitäter, über gute Vorerfahrungen. Dem Schüler fällt es leicht, gelernte Fähigkeiten aus der Theorie in die Praxis umsetzen. Auf der Rettungswache ist er gut in das Team integriert und ist motiviert, neues zu erlernen und umzusetzen. Die Kollegen schätzen seine offene und ehrliche Art. Die theoretischen Grundlagen wurden in der Rettungsdienstschule bereits thematisch behandelt. Die seitens der Rettungsdienstschule übermittelten Unterlagen belegen, dass der EZ-IO Zugang gemäß § 4 Absatz 2 Nr. 1 NotSanG theoretisch in der Schule gelehrt wurde. Die Schule erbittet nun eine praktische Unterweisung in der Anlage des intraossären Zugangs.

Da der Praxisanleiter bereits länger mit dem Schüler vertraut ist, ist ihm der Lerntyp des Schülers bekannt. Im Laufe der Ausbildung zeigte sich, dass der Schüler besonders gute Lernerfolge zeigte, wenn er theoretisch aufgenommenes Wissen zeitnah praktisch umsetzten konnte. Auch Infografiken und Animationen halfen ihm. Für den Praxisanleiter ist klar, dass es sich um einen Mix aus visuellem und motorischem Lerntyp handelt.

Um zu überprüfen, ob der Schüler nach wie vor besagtem Lerntyp entspricht, bittet der Praxisanleiter den Schüler um die Bearbeitung eines Lerntypentest (siehe Anlage). Dieser bestätigt den bisherigen Lerntyp. Der Praxisanleiter versucht daraufhin die geplante Anleitung auf den Lerntyp anzupassen. Es ist geplant, die Anleitung unter Hinzunahme der 4-Stufen-Methode durchzuführen. Der Schüler ist mit besagter Herangehensweise an Anleitungssituationen bereits vertraut und konnte in der Vergangenheit gute Lernerfolge erzielen. Der Schüler berichtet, sich für das Thema des intraossären Zugangs zu interessieren und sieht der geplanten Anleitung erwartungsvoll entgegen.

4. Lernziele

Im Rahmen der geplanten Anleitung definiert der Praxisanleiter Ziele, welche er nach Abschluss der Anleitung für sich und seinen Schüler erreichen möchte. So erfolgt ein Soll-Ist-Vergleich zwischen Zielsetzung und tatsächlich Leistungstand nach Abschluss der Anleitung. Bei Diskrepanzen werden Lösungswege gesucht. Je nach Notwenigkeit kann eine weitere Anleitung terminiert oder auch das Nachholen theoretischer Kenntnisse seitens des Schülers erforderlich werden. Dem Praxisanleiter ist es wichtig, dass die gesetzten Ziele erfüllt werden, auch wenn ein zusätzlicher Zeitaufwand erforderlich ist. Um eine klare und möglichst erreichbare Zielsetzung zu garantieren, bedient sich der Praxisanleiter der SMART-Methode nach Locke und Latham: Diese Methode zielt darauf ab, Ziele für die Anleitung so zu definieren, dass diese auch tatsächlich umsetzbar und nach der Anleitung erreichbar sind. Werden Ziele fälschlicherweise zu hoch gesetzt, können sie den Schüler überfordern und demotivieren. Weiterhin dürfen die gesetzten Ziele nicht unter dem Leistungstand des Schülers liegen. Der Schüler sollte durch die Ziele einen Ansporn erhalten. Die Smart-Methode bietet hier eine gute Möglichkeit klare Ziele zu definieren, welche auf die spezifische Anleitung und den momentanen IST-Zustand des Schülers angepasst werden können. Die hier vom Praxisanleiter festgelegten Ziele entsprechen möglicherweise noch nicht der finalen Version. Der Praxisanleiter ist darauf bedacht, die Ziele nach dem folgenden Gespräch im Rahmen der Vorbereitung individuell anzupassen, sofern dies erforderlich sein sollte. Eine Änderung wäre beispielsweise erforderlich, wenn der Schüler bereits vorab Ziele erfüllt und damit möglicherweise das gewählte Niveau zu niedrig war.

Auch das Gegenteil könnte der Fall sein, wenn der Schüler bei der Präsentation der Ziele Bedenken äußert, die gesetzten Ziele nicht erreichen zu können. Folgende Ziele wurden seitens des Praxisanleiters nach der SMART-Methode definiert und tabellarisch dokumentiert:

Erwartete Kompetenzentwicklung anhand der Zielsetzung	
Kompetenz	**Zielsetzungen**
Fachkompetenz	• Dem Schüler sind Indikationen und Kontraindikationen für den i.O. Zugang nach der Praxisanleitung bekannt und er kann diese jederzeit abrufen / • Der Schüler besitzt, dem Lehrjahr entsprechende, anatomische und physiologische Kenntnisse, um eine Punktion sicher zu beherrschen.
Methodenkompetenz	• Der Schüler kennt nach der Praxisanleitung die Technik der EZ-IO Bohrung und verinnerlicht diese selbst im Verlauf der Anleitung am Modell / • Kann auf sich ändernde Einsatzbedingungen während der Punktion eingehen und sich diesen konsequent anpassen
Sozialkompetenz	• Der Schüler kann alle Arbeitsschritte erklären und logisch begründen / • Der Schüler kommuniziert während der Punktion nach CRM Leitsätzen
Personalkompetenz	• Der Schüler ist auch in hektischen Situationen jederzeit in der Lage, eine sichere Punktion zu etablieren / • Der Schüler besitzt die Selbstsicherheit einen i.O Zugang eigenständig zu etablieren

5. Methode der vier Stufen

Nachdem die Ziele festgelegt wurden, muss der Praxisanleiter eine Methode für die geplante Anleitungssituation auswählen. Die Wahl fiel, wie bereits beschrieben, auf die Vier-Stufen-Methode. Dabei handelt es sich um eine aus dem handwerklichen Bereich stammende Methode zur Vermittlung von psychomotorischen und affektiven Lernzielen. Diese eignet sich daher hervorragend für die Anleitung eines intraossären Zugangs. Ein weiteres Auswahlkriterium war die bereits vorhandene Erfahrung des Schülers mit dieser Lernmethode. Der Schüler zeigte in der Vergangenheit, durch Anwendung der Vier-Stufen-Methode gute Lernerfolge beim Erlernen von Fertigkeiten. Die Vier-Stufen-Methode der Unterweisung basiert auf vier Schritten: vorbereiten, erklären und vormachen, Nachbesprechung und üben. Nach der Meinung des Praxisanleiters, eignet sich diese Methode ideal für das Erlernen eines einzelnen Skills, wie etwa der intraossären Punktion. Um auch eine gewisse Handlungskompetenz zu entwickeln, versucht der Praxisanleiter die Anleitung in den Kontext eines fiktiven Fallbeispiels zu setzen, um den Schüler einen besseren Gesamteindruck und auch die eindeutige Indikation der intraossären Punktion zu verdeutlichen.

5.1 Vorbereitung

Die Vorbereitung der Lernsituation umfasst das Sammeln von Informationen, dem Formulieren und Festsetzen von Zielen und dem Festlegen von Inhalten und der eigentlichen Planung der Anleitung. Das Vorgespräch findet in einer ruhigen Umgebung statt, welches ein für den Praxisanleiter wichtiges Kriterium zur Schaffung einer positiven Gesprächsgrundlage. Der Praxisanleiter hat dafür den Besprechungsraum ausgewählt und für den entsprechenden Tag eine Reservierung des Raumes veranlasst. Außerdem hat sich der Praxisanleiter um eine Freistellung gekümmert. Nachdem Schüler und Praxisanleiter mit einem lockeren Smalltalk über die allgemeinen Befindlichkeiten in das Gespräch gestartet sind, informiert der Praxisanleiter über Datum, Ort und Thema der geplanten Anleitung. Der Schüler reagiert hierauf erfreut und berichtet, selbst großes Interesse an einer Anleitung zur i.O Punktion zu haben. Bei der anschließenden Besprechung der Thematik fallen allerdings Defizite beim theoretischen Vorwissen auf. Der Praxisanleiter erteilt aufgrund dessen die Aufgabe, dass sich der Schüler vor Beginn der Anleitung erneut mit dem Thema auseinandersetzen soll. Außerdem erhält der Schüler den Auftrag, im Falle einer einsatzbedingten intraossären Punktion, alles genauestens zu beobachten und evtl. auftretende Unklarheiten als Fragen zu notieren. Auch soll der Schüler Fragen, welche möglicherweise bei der Aufarbeitung seiner Unterlagen auftreten, niederschreiben und diese am geplanten Anleitungstag vortragen.

Zur Überprüfung des Lernfortschritts wurde eine kurze Lernzielkontrolle beschlossen, welche anhand von Multiple-Choice den Wissenstand darstellen soll. Diese erfolgt am Tag der Anleitung. Der Praxisanleiter stellt für die Erarbeitung der theoretischen Grundlagen Literatur und geeignete Internetquellen zusammen, um für den Schüler optimale Voraussetzungen zu schaffen. Alle weiteren relevanten Informationen hat sich der Praxisanleiter vorab bereits durch die Bedingungsanalyse eingeholt, bzw. holt sich nun fehlende Informationen ein.

Der Schüler wird über den geplanten Ablauf der Anleitung informiert und auch die vorab festgelegten Ziele der Anleitung werden erläutert. Die Anleitung soll aus einem fiktiven Fallbeispiel heraus entstehen und dann isoliert als Skilltraining fortgeführt werden. Der Schüler findet die festgelegten Lernziele für sich erreichbar und sieht in ihnen einen Ansporn. Der Schüler versichert vorab auf die festgelegten Ziele hinzuarbeiten. Der Praxisanleiter sieht aufgrund dessen keinen Bedarf mehr, die Ziele zu verändern, weshalb sie nun fest beschlossen sind. Zum Abschluss des Vorgesprächs hat der Praxisanleiter die Aufgabe ein

Gesprächsprotokoll anzufertigen und dem Schüler eine Kopie zukommen zu lassen. Dies soll spätere Unstimmigkeiten oder Missverständnisse vermeiden.

Zur Vorbereitung kontrolliert der Praxisanleiter anschließend das benötigte Material auf Vollständigkeit und Funktion. Etwaig auftretende Komplikationen können hierdurch vorab gelöst werden und im Endeffekt für einen reibungslosen Ablauf der Anleitung sorgen.

5.2. Durchführung

Am vereinbarten Tag der Durchführung treffen sich Praxisanleiter und Schüler pünktlich auf der Rettungswache. Der Praxisanleiter hat die Räumlichkeiten bereits früher aufgesucht, um sicherzustellen, dass die Anleitung komplikationsfrei ablaufen kann. Hierfür hat er alle erforderlichen Materialen vorbereitet und im Besprechungsraum aufgebaut. Zusätzlich hat der Praxisanleiter Kaffee, Wasser und Softdrinks organisiert, um die Anleitung in einer lockeren Atmosphäre zu beginnen. Nach einer kurzen Willkommensphase holt sich der Praxisanleiter zunächst Rückmeldung darüber ein, ob die aufgetragene Hausaufgabe, nämlich sich über das Thema zu informieren, erfolgt ist. Der Schüler bejaht dies und berichtet, dass sich alle aufgetretenen Fragen von selbst klären ließen. Um den bereits geschafften Lernerfolg zu überprüfen, gibt der Praxisanleiter dem Schüler nun 30 Minuten Zeit, den vorab angekündigten Multiple-Choice-Test zu bearbeiten. Nach der Auswertung stellen sich einige Defizite im Bereich der Anatomie heraus. Der Praxisanleiter richtet daraufhin eine kurze theoretische Lerneinheit ein, um den Schüler auf den gewünschten Wissensstand zu bringen. Hierfür hat der Praxisanleiter Fotos und Infografiken der Punktionsstellen und ihrer anatomischen Gegebenheiten vorab vorbereitet gehabt.

Nach dieser kurzen Lerneinheit und einer kleinen Pause, beginnt die Anleitung. Um dem Schüler ein realistisches Szenario zu etablieren, hat sich der Praxisanleiter ein fiktives Fallbeispiel ausgedacht, welches wie folgt lautet:

„Sie werden um 15:30 zusammen mit dem Notarzt alarmiert. Die Einsatzmeldung lautet: „laufende Laienreanimation". Es ist Dienstagmorgen, 10:30 Uhr und trocken bei 24 °C. Ihr RTW ist mit einem Rettungssanitäter und ihnen besetzt. Ihr Einsatzort ist eine Kleingartenkolonie im Northeim. Da sie den Einsatz von der Wache aus übernehmen haben sie eine Anfahrtszeit von 9 Minuten, diese verläuft ohne Komplikationen. Bei Eintreffen finden sie den Patienten liegend im Garten vor, die Anruferin führt nach Anleitung der Leitstelle bereits Thoraxkompressionen durch. Das NEF trifft zeitgleich mit ihnen ein und der Rettungsassistent des NEF´s beginnt mit der Übernahme der Thoraxkompressionen. Da sich der Notarzt und ihr Teampartner um den Atemweg kümmern, liegt es nun an ihnen, einen Gefäßzugang zu etablieren. Die Venenverhältnisse sich sehr schlecht, nach der ersten Fehlpunktion entscheiden sie sich für die Anlage eines intraossären Zuganges".

Der Schüler hat nun das Einsatzszenario übermittelt bekommen und geht gemeinsam mit dem Praxisanleiter zur vorbereiteten Skillstation (siehe Anlage). Nach der Vier Stufen-Methode beginnt der Praxisanleiter nun mit der Durchführung und zeitgleichen Erklärung der Punktion. Er achtet darauf die Geschwindigkeit der Durchführung soweit zu reduzieren, dass der Schüler möglichst jeden Schritt mitbekommt. Nach dieser ersten Durchführung bittet der Schüler um eine weitere Demonstration. Der Praxisanleiter führt die Punktion dieses Mal in realer Geschwindigkeit vor. Nach der erneuten Präsentation ist der Schüler laut eigener Aussage bereit für eine eigenständige Durchführung.

Beide Seiten haben sich vorab darauf geeinigt, dass auch der Schüler zunächst mit reduzierter Geschwindigkeit beginnt und erst im zweiten Versuch eine Durchführung in Realgeschwindigkeit versucht. Zusätzlich soll auch der Schüler seine Schritte ansagen bzw. erklären. Der Praxisanleiter erhofft sich hieraus einen besseren Einblick in die Gedankengänge des Schülers. Außerdem eine bessere Möglichkeit zur Korrektur und somit letztendlich einen schnelleren Lernerfolg.

Der Schüler beginnt zunächst mit der Vorbereitung der Materialien und wählt die passende Punktionsnadel aus. Er setzt die ausgepackt rote Nadel auf den Bohrer auf. Danach konnektiert er den Anschlusschlauch und den Drei-Wege-Hahn, vergisst allerdings die Entlüftung ebendieses. Der Praxisanleiter greift ein und fragt den Schüler ob möglicherweise etwas vergessen wurde. Der Schüler reagiert umgehend richtig und weist auf das Entlüften hin. Nachdem die Vorbereitung der Materialien erledigt ist, versucht der Schüler die Punktionsstelle zu ertasten.

Dies fällt dem Schüler offensichtlich nicht leicht. Aufgrund der Vorbereitung und der damit verbundenen Beschaffung von Material legt der Praxisanleiter das Heft „Wissenschaftlicher Hintergrund und Grundlagen des intraossären Zugangs" des Herstellers vor. Anhand einer bebilderten Anleitung kann dem Schüler hier aufgezeigt werden, wie er die verschiedenen Punktionsstellen lokalisieren kann. Da es sich beim Knochenmodell um eine Tibia handelt, geht der Praxisanleiter explizit auf die Anleitung an der proximalen Tibia ein.

Hiernach kann der Schüler die Punktionsstelle sicher identifizieren und beginnt anschließend mit der Desinfektion. Er achtet auf die Einwirkzeit und setzt erst danach die Nadel auf die Haut. Folgerichtig durchsticht er diese, bis er auf Widerstand trifft, daraufhin fängt der Schüler an zu bohren. Allerdings drückt der Schüler zu fest auf den Bohrer, der Praxisanleiter weist den Schüler hierauf hin, der den Druck umgehend anpasst. Nachdem der Widerstand ruckartig nachlässt stoppt der Schüler den Bohrer. Er diskonnektiert diesen und entfernt den Stahlmandrin aus der Punktionsnadel. Hiernach montiert er, wie vom Praxisanleiter gewünscht, zunächst das Pflaster. Der Praxisanleiter hatte darauf hingewiesen, dass sich die

Anlage des Pflasters als äußerst schwierig darstellt, wenn die Anschlussleitung bereits montiert ist. Ebenfalls achtet der Schüler darauf, das Pflaster noch nicht auf die Haut zu kleben, sofern noch keine Lagekontrolle erfolgt ist. Danach konnektiert der Schüler die Anschlussleitung und spült den Markraum mithilfe einer 10ml Spritze NaCl an. Dies verläuft fehlerfrei. Der Aspirationsversuch wird hier unterlassen, da es sich um ein Knochenmodell handelt. Jedoch erwähnt der Schüler diese Maßnahme und betont, sie beim realen Patienten durchzuführen. Im Anschluss klebt der Schüler das Pflaster fest und konnektiert eine bereits vorbereitete Druckinfusion. Die Durchführung des Schülers ist hiermit abgeschlossen.

Der Praxisanleiter fragt den Schüler nach seinem Befinden und ob er dazu bereit ist, in den zweiten Durchlauf zu starten. Zusätzlich erkundigt sich der Praxisanleiter nach möglicherweise aufgetretenen Fragen. Der Schüler gibt an, bereit zu sein, und nun gerne die Durchführung fehlerfrei meistern würde. Zu diesem Zeitpunkt hat der Schüler keine weiteren Fragen. Daraufhin beginnt der zweite Durchlauf in Realgeschwindigkeit und ohne zusätzliche Erklärungen. Dem Praxisanleiter ist es wichtig, dass der Schüler gemäß CRM Leitsätzen kommuniziert, sowie es auch im Realeinsatz erforderlich ist. Der Praxisanleiter erhofft sich hieraus, trotz isolierter Skillstation, eine gewisse Handlungskompetenz zu entwickeln. Der Schüler durchläuft den zweiten Durchlauf souverän. Es treten keine gravierenden Fehler auf. Lediglich Kleinigkeiten fallen dem Praxisanleiter auf. Er entscheidet sich dafür, diese erst im Nachgang zu besprechen. Der Praxisanleiter verspricht sich einen besseren Lernerfolg für den Schüler, wenn dieser nun einen kompletten Ablauf der Durchführung absolviert, ohne dabei ständig unterbrochen zu werden.

5.3 Nachbesprechung

In der Nachbesprechung, im Rettungsdienst auch Debriefing genannt, werden die relevanten Handlungen im Kontext der definierten Lernziele reflektiert. Im Debriefing haben die Schüler die Möglichkeit durchgeführte Handlungen mit den Anleitern aus einer Metaebene heraus zu diskutieren und mögliche Handlungsalternativen zu erörtern. Der Praxisanleiter interessiert sich für die stattgefundene Handlung und möchte die Hintergründe gewisser Verhaltensweisen erforschen. Auch kann der Praxisanleiter hierdurch Einblick in die aktuelle Stimmungslage des Schülers und auch seine persönliche Sichtweise erhalten. Dies kann helfen Probleme besser und schneller zu identifizieren und an einer Lösung zu arbeiten. Durch die Debriefings sollen also nicht einfach nur Fehler aufgezeigt werden, sondern zugrundeliegende Strukturen aufgedeckt werden, deren Optimierung zur Vermeidung von Fehlleistungen in verschiedensten Kontexten führen kann. Der Schüler soll mit einem guten Gefühl aus der Nachbesprechung kommen und selbst bei eklatanten Defiziten nicht resignieren, sondern einen Lernansporn erhalten und mit diesem seine Fehlerquellen aufarbeiten.

Nachdem nun der zweite Durchgang der i.O Punktion absolviert wurde, bittet der Praxisanleiter den Schüler, alle Materialien an Ort und Stelle liegen zu lassen und sich gemeinsam mit dem Praxisanleiter an den Tisch zu setzen.

Nach einer kurzen Verschnaufpause soll der Schüler mit seiner persönlichen Einschätzung beginnen und mittteilen wie er sich in dieser Anleitung gefühlt hat und ob sie in seinen Augen gut verlaufen ist. Der Schüler berichtet, grundsätzlich ein gutes Gefühl gehabt zu haben. Er sei anfangs noch sehr skeptisch gewesen, aber aufgrund der Lernmethode und dem damit verbundenen Präsentation der Durchführung habe er einiges mitnehmen können. Es fiel ihm deutlich leichter die Punktion im Anschluss selbst durchzuführen. Auch durch seine erteilte Hausaufgabe, habe er einiges an anatomischen Grundlagen in der Anleitung nutzen können. Er gibt in diesem Zuge jedoch zu, dass er gewisse Aspekte der i.O Punktion theoretisch aufarbeiten muss, da er diese noch nicht ausreichend gelernt hat. Als Beispiel nennt er hier die Kontraindikationen und anatomische Grundlagen. Dies ist in den Augen des Praxisanleiters eine realistische Selbsteinschätzung, welche er bei seinem Schüler auch aus vorangegangenen Reflexionen kannte. Der Praxisanleiter lobt diese ehrliche Einsicht und gibt an, dass die Auswertung der Lernzielkontrolle die besagten Defizite bestätige. Er bietet dem Schüler an, sich diese im Nachgang noch einmal anzuschauen. Der Schüler stimmt zu. Zusätzlich merkt der Praxisanleiter an, dass er sich für die Zukunft wünscht, dass der Schüler ihm aufgetragene Aufgaben gewissenhafter erfüllt. Der Schüler gelobt Besserung.

Im Rahmen der Durchführung sind dem Praxisanleiter kleinere Unsicherheiten und Fehler aufgefallen, welche er nun gerne besprechen würde. So etwa das frühzeitige Entfernen der Schutzkappe vom Bohrkopf und das damit verbundene Verletzungsrisiko oder die vergessende Einwirkzeit der Desinfektion. Der Praxisanleiter und der Schüler sind sich sicher, dass es sich bei der vergessenden Desinfektion um einen Flüchtigkeitsfehler handelt, da beim ersten Durchlauf alle Hygienevorgaben eingehalten wurden. Dennoch ist es ein relevanter Punkt, welcher angesprochen werden muss.

Zusammenfassend äußert der Praxisanleiter, dass er mit der Leistung des Schülers zufrieden ist und seine ständige Motivation sehr zu schätzen weiß. Er bestätigt den Schüler in seinem bisherigen Lernerfolgen und hat großes Vertrauen darauf, dass die bevorstehenden Abschlussprüfungen mit Bravur bestanden werden, sofern der Schüler fortlaufend seinen Kenntnisstand erweitert. Der Schüler äußert, gewisse Schwierigkeiten zu haben, zuhause zu lernen, bzw. die Motivation hierfür zu finden. Der Praxisanleiter erwidert, dieses Problem zu kennen und berichtet, dass ihm das Lernen in der Universitätsbibliothek stets dabei geholfen habe, fokussierter zu sein. Er bietet dem Schüler außerdem an, die Rettungswache jederzeit als Lernort nutzen zu können. Der Schüler möchte es zeitnah mit diesen Tipps versuchen. Der Praxisanleiter gibt dem Schüler nun noch einmal Zeit, in sich zu gehen und etwaige Fragen oder Problematiken anzusprechen. Nach einer kurzen Überlegungsphase äußert der Schüler keine weiteren Klärungspunkte und es beginnt nun das freie Üben unter Supervison des Praxisanleiters.

Nach weiteren drei fehlerfreien Punktionen beschließen der Praxisanleiter und der Schüler die Anleitung zu beenden.

6. Fazit

Zusammenfassend, gab es zwischen dem Schüler und Praxisanleiter einen reibungslosen Ablauf der Anleitungssituation. Einer der Gründe hierfür ist das gut vorbereitete Umfeld, welches der Praxisanleiter geschaffen hatte. Dies beinhaltet die Unterstützung des Teams und der gesamten Einrichtung, z.B. durch die Freistellungen für Anleitungen und Gespräche. Aufgrund der guten Bedingungsanalyse durch den Praxisanleiter, zeigte die Anleitungssituation von Beginn an eine klare Struktur. Durch die Fachanalyse festigte der Praxisanleiter sein Fachwissen und war in der Lage, aufkommende Fragen problemlos zu klären.

Die vorab formulierten Lernziele anhand der verschiedenen Kompetenzen wurden durch den Schüler fast vollständig erfüllt. Lediglich die Ziele im Bereich der Fachkompetenz wurden nicht in Gänze erreicht. Hier gibt es bereits Lösungsansätze. Die Ziele waren realistisch und erreichbar, überprüfbar, positiv formuliert und an den Lernvoraussetzungen orientiert. Die Vier-Stufen-Methode eignet sich nach wie vor, hervorragend zum Erlernen von Techniken, wie die hier beschriebene Intraossären Punktion.

Das Handeln während der Anleitungssituation war vorher klar definiert und abgesprochen. Durch das Vorgespräch waren sowohl Praxisanleiter als auch Schüler auf demselben Kenntnisstand. Durch die Dokumentation des Gesprächs ist dieses außerdem jederzeit nachvollziehbar. Die eigentliche Durchführung der Anleitung verlief komplikationsfrei in einer guten Lernatmosphäre. Im Anschluss folgte das Reflexionsgespräch in dem das gesamte Geschehen nochmals besprochen wurde. Durch eine realistische Selbstreflexion war es möglich, Fehler zu identifizieren und Bereiche mit Verbesserungspotential herauszukristallisieren. Hierdurch konnte ein Fahrplan etabliert werden welche das Ziel hat, die vorgegebenen Lernziele zu erreichen. Das Ergebnis der Anleitungssituation war für beide Seiten zufrieden stellend. Im Rahmen eines Feedback-Gesprächs gab der Schüler an, mit der gewählten Methode und der Art und Weise der Anleitung zufrieden gewesen zu sein. Die Anleitung war für den Schüler fordernd, jedoch keinesfalls überfordernd. Einziger Kritikpunkt seitens des Schülers war zeitlich begrenzter Lärm, der durch die auf dem Grundstück der Rettungswache bestehende Baustelle ausgelöst wurde. Der Praxisanleiter hatte dieses als weniger störend wahrgenommen, versucht dennoch solche Umweltfaktoren noch besser in die nächste Planung einer Anleitung mit einzubeziehen, bzw. die Terminierung der Anleitung unter Berücksichtigung zeitlicher begrenzter Umweltfaktoren zu wählen. Der Praxisanleiter und der Schüler legen fest, die nächste Anleitung unter dem Thema der Kardiopulmonalen Reanimation abhalten zu wollen. Hierbei sollen möglichst alle Fehler aus dieser Anleitung vermieden und damit ein noch besserer Ablauf der Anleitung ermöglicht werden.

Der Praxisanleiter wurde durch diese Anleitung bestärkt, auch in Zukunft an seiner Methode der Praxisanleitung festzuhalten. Er ist froh, die Weiterbildung zum Praxisanleiter absolviert zu haben und auch in Zukunft Schüler professionell Anleiten zu können. Für ihn ist deutlich geworden, dass eine strukturierte und geplante Anleitung deutlich schneller zum gewünschten Lernerfolg führt. Eine Transparente Ablauf- und Zielplanung ist sowohl für den Schüler als auch für den Praxisanleiter wichtig. Sie ermöglicht beiden Seiten, eine genaue Vorstellung der Anleitung und damit einen nahezu komplikationsfreien Ablauf. Die vom Praxisanleiter eingangs aufgestellter These, dass jeder Schüler im 3. Lehrjahr die i.O Punktion beherrschen sollte, wurde bestätigt.

Literaturverzeichnis

AWMF Online S1-Leitline. (1. November 2017). *S1-Leitlinie: Die intraossäre Infusion in der Notfallmedizin*. Abgerufen am 24. Mai 2019 von https://www.awmf.org/uploads/tx_szleitlinien/001-042l_S1_Der-intraossaere-Gefaesszugang-in-der-Notfallmedizin_2018-02.pdf

Bernhard, M., & Grässner, J.-T. (2016). *Notfalltechniken Schritt für Schritt*. Stuttgart, Deutschland: Thieme Verlag.

Bundesminsterium der Justiz und Verbraucherschutz. (16. Oktober 2013). *Gesetze im Internet Notfallsanitäter APrV*. Abgerufen am 20.Mai 2019 von https://www.gesetze-im-internet.de/notsan-aprv/

Jürgen Königer, ÄLRD Landshut. (7. Feburar 2014). *ÄLRD Bayern*. Abgerufen am 24. Mai 2019 von http://www.aelrd-bayern.de/images/stories/pdf/2014-02-07-Schulungsunterlagen-EZIO-Teil2-Version1.pdf

Vidacare® Corporation. (01. Juni 2013). *Wissenschaftlicher Hintergrund und Grundlagen des intraossären Zugangs*. Abgerufen am 30. Mai 2019 von https://www.teleflex.com/commonInternet/emea/documentLibrary/viewDocument/emea/24/de

Abbildungsverzeichnis

Abb. 1 Punktionsorte
https://www.teleflex.com/commonInternet/emea/documentLibrary/viewDocument/emea/24/de
aufgerufen am 01.06.2019 16:00

Anlage 1
https://www.teleflex.com/commonInternet/emea/documentLibrary/viewDocument/em
ea/24/de aufgerufen am 09.06.2019 12:30

Anlage 1.1
https://www.teleflex.com/commonInternet/emea/documentLibrary/viewDocument/emea/24/de
aufgerufen am 05.06.2019 22:00

Anlage 2: https://karrierebibel.de/lerntypentest/ aufgerufen am 22.06.19 um 09:00

Anlage 3: Foto aus eigener Aufnahme 02.07.19 15:30

Anhang I:
https://www.google.com/url?sa=t&rct=j&q=&esrc=s&source=web&cd=1&ved=2ahUKEwi3x9
XEnurnAhVhpHEKHbCJCJAQFjAAegQIARAB&url=https%3A%2F%2Fwww.tinovamed.ch%
2Fpdf%2Fez-io_medication.pdf&usg=AOvVaw0iY8S7O91G_9r47miE3fRV

Anhang II Lerntypentest

Bitte berücksichtigen Sie, dass so ein Test **nie eine umfassende psychologische Analyse** darstellen kann, sondern immer nur eine Selbsteinschätzung erleichtern soll.

Versuchen Sie, die folgenden Fragen **ohne lange darüber nachzudenken** zu beantworten. Seien Sie dabei ehrlich zu sich selbst, wie Sie am ehesten vorgehen würden. Zählen Sie die jeweiligen Buchstaben zusammen, am Ende gelangen Sie zur Auswertung.

1. Sie fragen einen Freund nach dem Weg zu einem bestimmten Ort. Wie würden Sie die Erklärung bevorzugen:
   o als mündliche Schilderung. A
   o als Wegbeschreibung. C
   o als Skizze. B
   o wenn der Freund den Weg selbst zeigt. D

2. Wenn Sie sich ein neues Thema zum Lernen erschließen, machen Sie das am liebsten, indem Sie…
   o Fachliteratur dazu nachlesen und Dokumentationen sehen. B
   o sich mit anderen Lernenden austauschen. D
   o Hörbücher oder Lern-CDs dazu benutzen. A
   o etwas ausprobieren und herumtüfteln. C

3. Sie wollen einen Urlaub buchen. Um sich zu den Möglichkeiten rund um Ihre bevorzugte Region zu informieren…
   o lassen Sie sich ausführlich in einem Reisebüro beraten. A
   o tauschen Sie sich am liebsten mit Freunden aus, die bereits in der Region waren. D
   o lesen Sie Reiseführer und besuchen Diavorträge dazu. B
   o finden Sie vor Ort auf eigene Faust heraus, was Sie reizt. C

4. Sie bevorzugen Dozenten, die ihre Vorlesungen gestalten, indem sie…
   o technische Lehrmittel wie Beamer und Powerpoint-Präsentation einsetzen. C
   o ein gut vorbereitetes Skript zur Verfügung stellen. B
   o anhand guter Praxisbeispiele erklären. D
   o ausführlich und klar strukturiert vortragen. A

5. Sie wollen sich ein Smartphone zu kaufen. Was interessiert Sie beim Kauf am meisten?
   o Die technischen Details aus dem Handbuch. B
   o Die Funktionsweise, die sich beim Benutzen zeigt. C
   o Eine umfangreiche Beratung durch den Verkäufer. D
   o Welche Klingel- und Tastentöne das Smartphone besitzt. A

6. Auf betrieblichen Veranstaltungen können Sie Menschen und ihre hierarchische Position am ehesten einschätzen anhand…
   o ihres Verhaltens im Gespräch. D
   o ihres Kleidungsstils und ihres Auftretens. B
   o ihrer Ausdrucksweise. A
   o ihrer Gestik und Bewegungen. C

7. Wenn Sie Neuigkeiten erfahren, können Sie sich diese am ehesten merken, wenn…

- Sie diese im Gespräch mit Kollegen erfahren. D
- Sie in einer Mail darüber informiert werden. B
- in einem Meeting anhand von Fällen illustriert wird. C
- der Vorgesetzte in einer Besprechung Einzelheiten darlegt. A

8. Sie sind sich unsicher bei der Schreibweise eines Wortes, können gerade nicht auf ein Wörterbuch zugreifen. Wie gehen Sie vor?

- Sie fragen Ihren Kollegen nach der Schreibweise. D
- Sie schreiben verschiedene Varianten auf und entscheiden sich für die Ihrer Meinung nach passende. C
- Sie sagen sich das Wort laut vor und schreiben nach Gehör. A
- Sie haben keinerlei Schwierigkeiten und schreiben es schnell nieder. B

9. In einem Seminar können Sie den Inhalt am besten nachvollziehen, wenn…

- Sie ungestört und aufmerksam dem Sprecher zuhören können. A
- Skripte oder Grafiken Inhalte veranschaulichen. B
- anhand praktischer Beispiele gezeigt wird, wie etwas umgesetzt wird. C
- Sie Fragen stellen und Inhalte diskutieren können. D

10. Wenn Sie eine anstrengende Arbeitswoche hinter sich haben, können Sie am besten entspannen, indem Sie…

- ein gutes Buch lesen. B
- sich mit Freunden treffen. D
- ausgiebig Musik hören. A
- sich sportlich betätigen. C

Anlage Skillstation

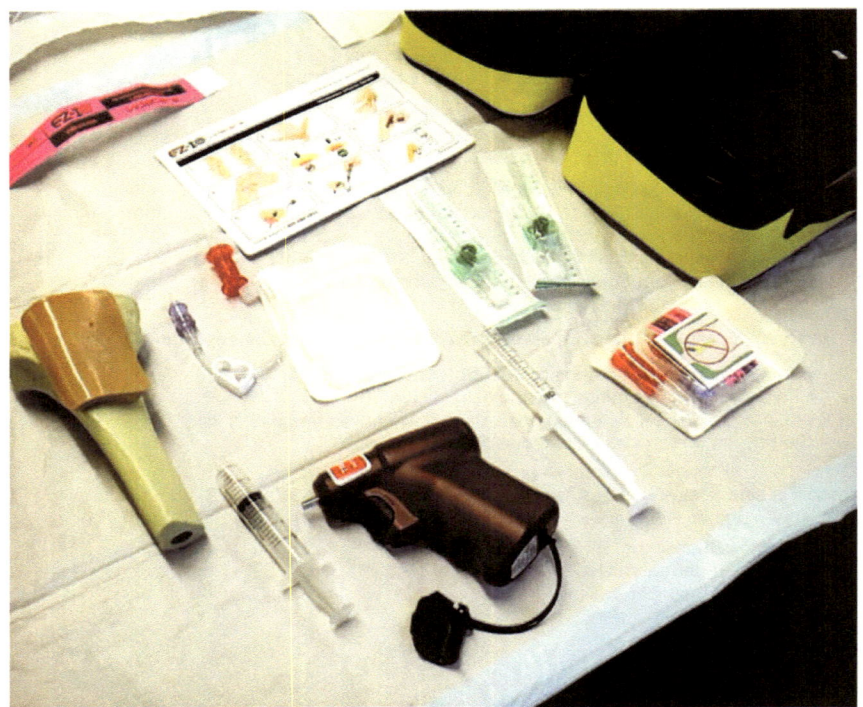

Anlage 3

Anmerkung

Genderhinweis

Allein aus Gründen der besseren Lesbarkeit wird auf die gleichzeitige Verwendung männlicher und weiblicher Sprachformen verzichtet. Sämtliche Personenbezeichnungen gelten für beide Geschlechter.

BEI GRIN MACHT SICH IHR WISSEN BEZAHLT

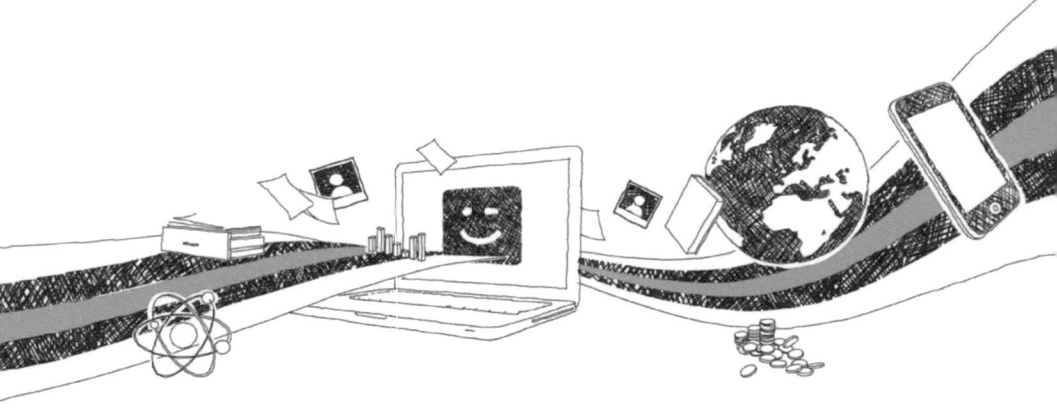

- Wir veröffentlichen Ihre Hausarbeit,
  Bachelor- und Masterarbeit

- Ihr eigenes eBook und Buch -
  weltweit in allen wichtigen Shops

- Verdienen Sie an jedem Verkauf

Jetzt bei www.GRIN.com hochladen
und kostenlos publizieren

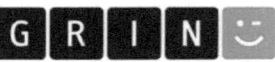